SCHLAFLOSE SENIOREN

lustige Ideen

Eva Prasch

Impressum
Mag.Eva Prasch
Hirtengasse 1
7202 Bad Sauerbrunn

Impressum
Autor Mag. Eva Prasch,

Satz: Mag. Eva Prasch
Umschlag: Mag. Eva Prasch
Druck und Bindung: Mag. Eva Prasch

CONTENTS

INTRODUCTION

Dieses Buch behandelt die Bedeutung des Lachens im Alter und wie es dazu beitragen kann, das Leben glücklicher und erfüllter zu gestalten.
Es wurden verschiedene Aspekte des Lachens untersucht, wie z.B. die Vorteile des Lachens, die Herausforderungen im Zusammenhang mit dem Lachen im Alter und Tipps, um mehr Lachen in das Leben zu integrieren.

Insgesamt kann das Lachen im Alter eine wertvolle Ressource sein, um mit Herausforderungen umzugehen und das Leben im Allgemeinen glücklicher und erfüllter zu gestalten.
Es ist wichtig, neue Wege zu finden, um Freude und Spaß in den Alltag zu bringen, wie z.B. durch das Schauen von komödiantischen Filmen oder TV-Shows, das Lesen von lustigen Büchern oder Comics oder das Besuchen von Comedy-Clubs oder Improvisationstheatern.

Ich hoffe, dass dieses Buch dazu beitragen kann, die Bedeutung des Lachens im Alter zu verdeutlichen und Ihnen dabei geholfen hat, neue Wege zu finden, um Freude und Spaß in Ihr Leben zu bringen.d minim veniam, quis nostrud exercitation ullamco laboris.

EVA PRASCH

SCHLAFLOSE SENIOREN LUSTIGE IDEEN

INHALT:

Das Alter bringt oft viele Herausforderungen mit sich, darunter auch Schlaflosigkeit. Viele Senioren haben Schwierigkeiten, einzuschlafen oder durchzuschlafen, was sich negativ auf ihre Gesundheit und ihr Wohlbefinden auswirken kann. Eine Möglichkeit, diese Herausforderungen anzugehen, ist der Einsatz von Humor und Lachen.

In diesem Buch finden Sie lustige Ideen und Anregungen, um Ihrem Leben im Alter mehr Spaß und Freude zu verleihen. Lachen ist eine natürliche Stressbewältigungsmethode und kann eine positive Wirkung auf die körperliche und geistige Gesundheit haben. Sie werden entdecken, wie Sie mehr Lachen in Ihren Alltag integrieren können, sei es durch Spiele, Bücher, TV-Shows oder Musik. Darüber hinaus gibt es auch Ideen für Gruppenaktivitäten und Pflegeeinrichtungen, um das Lachen gemeinsam zu genießen.

Dieses Buch ist für alle Senioren gedacht, die nach neuen Ideen und Inspirationen suchen, um ihre Tage mit mehr Humor und Freude zu füllen. Entdecken Sie die Kraft des Lachens und wie es Ihr Leben im Alter bereichern kann.

KAPITEL 1: EINLEITUNG

Warum Lachen wichtig ist, besonders im Alter

Lachen ist die beste Medizin, sagt der Volksmund, und das gilt auch für Senioren. Im Alter kann das Leben einsam und schwierig sein, aber Lachen kann ein wertvolles Mittel sein, um die Stimmung zu heben und das Leben ein wenig heller zu machen. Es ist eine natürliche Stressbewältigungsmethode, die den Körper und den Geist entspannen kann.

Studien haben gezeigt, dass Lachen das Immunsystem stärkt, den Blutdruck senkt und das Schmerzempfinden reduziert. Es kann auch die Gedächtnisleistung verbessern und die Stimmung heben. Das sind wichtige Vorteile für Senioren, die oft mit altersbedingten Gesundheitsproblemen und emotionalen Herausforderungen konfrontiert sind.

Darüber hinaus kann Lachen auch dazu beitragen, soziale Beziehungen zu verbessern und zu stärken. Wenn Menschen gemeinsam lachen, schafft das eine positive Atmosphäre und fördert das Wohlbefinden. Gerade für Senioren, die oft alleine sind oder im Pflegeheim leben, kann das Lachen eine willkommene Abwechslung sein und dazu beitragen, neue Freundschaften zu knüpfen.

Ein weiterer Vorteil des Lachens im Alter ist, dass es eine einfache und kostengünstige Methode ist, um Freude und Glück zu empfinden. Es erfordert keine speziellen Fähigkeiten oder Voraussetzungen, sondern kann überall und zu jeder Zeit praktiziert werden. Ein Lachen kann den Alltag aufhellen und das Leben im Alter bereichern.

In diesem Buch werden Sie Ideen und Anregungen finden, wie Sie mehr Lachen in Ihren Alltag integrieren können. Ob Sie alleine sind oder in einer Gruppe, es gibt viele Möglichkeiten, um sich zum Lachen zu bringen. Lernen Sie Spiele, Bücher, TV-Shows und Musik kennen, die Sie zum Schmunzeln und Lachen bringen werden.

Also, nehmen Sie sich Zeit für sich selbst und für das Lachen. Sie werden sehen, wie viel Freude und Glück es in Ihr Leben bringen kann.

KAPITEL 2: DER NUTZEN VON HUMOR UND LACHEN AUF DIE GESUNDHEIT

Humor und Lachen haben nachweislich positive Auswirkungen auf die Gesundheit, insbesondere im Alter. Lachen ist eine natürliche Stressbewältigungsmethode, die den Körper entspannt und das Wohlbefinden steigert. Hier sind einige der gesundheitlichen Vorteile von Humor und Lachen:

- Reduziert Stress: Lachen kann die Produktion von Stresshormonen im Körper reduzieren und die Muskeln entspannen, was zu einer Reduzierung von Stresssymptomen wie Angstzuständen, Depressionen und Schlafstörungen führen kann.
- Verbessert die Herzgesundheit: Lachen kann den Blutfluss verbessern und den Blutdruck senken, was das Risiko von Herzerkrankungen verringern kann.
- Stärkt das Immunsystem: Lachen kann die Produktion von Antikörpern und T-Zellen im Körper erhöhen, die bei der Bekämpfung von Infektionen und Krankheiten helfen können.
- Lindert Schmerzen: Lachen kann die Produktion von Endorphinen im Körper erhöhen, die als natürliche Schmerzmittel wirken können.
- Verbessert die Stimmung: Lachen kann

das Selbstwertgefühl und die Stimmung verbessern, was insbesondere für Senioren von Vorteil ist, die oft mit emotionalen Herausforderungen konfrontiert sind.

- Fördert soziale Beziehungen: Gemeinsames Lachen kann dazu beitragen, soziale Beziehungen zu verbessern und zu stärken, was insbesondere für Senioren wichtig ist, die oft alleine sind oder im Pflegeheim leben.

Insgesamt kann Humor und Lachen dazu beitragen, das Leben im Alter gesünder und glücklicher zu gestalten. In den folgenden Kapiteln werden Sie Ideen und Anregungen finden, wie Sie mehr Lachen in Ihr Leben integrieren können, sei es alleine oder in einer Gruppe.

KAPITEL 3: LACHEN ALS STRESSBEWÄLTIGUNG SMETHODE

Im Alter kann Stress zu einem ernsthaften Problem werden, insbesondere wenn Senioren mit gesundheitlichen oder finanziellen Herausforderungen konfrontiert sind. Eine Möglichkeit, Stress abzubauen, ist das Lachen. Lachen kann den Körper entspannen und den Geist beruhigen, was dazu beitragen kann, Stresssymptome zu reduzieren. Hier sind einige Ideen, wie Sie das Lachen als Stressbewältigungsmethode nutzen können:

- Sehen Sie sich eine lustige TV-Show oder einen Film an: Es gibt viele Comedy-Shows und Filme, die zum Lachen bringen und dazu beitragen können, den Geist zu entspannen.
- Lesen Sie humorvolle Bücher oder Geschichten: Es gibt viele Bücher und Geschichten, die zum Schmunzeln und Lachen bringen können und somit eine gute Möglichkeit sind, Stress abzubauen.
- Hören Sie lustige Musik oder Podcasts: Es gibt viele Musikstücke und Podcasts, die humorvoll sind und dazu beitragen können, die Stimmung zu heben.
- Spielen Sie Spiele, die zum Lachen bringen: Es gibt viele Brett- und Kartenspiele, die humorvoll sind und dazu beitragen können, den Geist zu entspannen und Stresssymptome zu reduzieren.

- Lachen Sie mit Freunden oder Familie: Gemeinsames Lachen mit anderen kann dazu beitragen, soziale Beziehungen zu stärken und Stresssymptome zu reduzieren.
- Machen Sie sich über sich selbst lustig: Sich selbst nicht zu ernst zu nehmen und über sich selbst lachen zu können, kann dazu beitragen, Stress abzubauen und die Stimmung zu heben.

Insgesamt kann das Lachen als Stressbewältigungsmethode dazu beitragen, das Leben im Alter gesünder und glücklicher zu gestalten. Probieren Sie verschiedene Ideen aus und finden Sie heraus, was für Sie am besten funktioniert.

KAPITEL 4: LACHEN IM ALLTAG: TIPPS UND TRICKS FÜR MEHR SPASS

Lachen kann eine einfache und kostengünstige Möglichkeit sein, um mehr Spaß und Freude in den Alltag zu bringen. Hier sind einige Tipps und Tricks, wie Sie mehr Lachen in Ihren Alltag integrieren können:

- Sehen Sie sich lustige Videos an: Es gibt viele Videos auf YouTube und anderen Plattformen, die zum Lachen bringen können, wie zum Beispiel lustige Tiervideos oder Komiker-Clips.
- Machen Sie Witze: Sich Witze zu erzählen oder zu hören, kann dazu beitragen, die Stimmung zu heben und das Lachen anzuregen.
- Schauen Sie sich Cartoons an: Es gibt viele lustige Cartoons und Comics, die zum Lachen bringen und den Geist entspannen können.
- Lachen Sie über Ihre eigenen Fehler: Sich selbst nicht zu ernst zu nehmen und über eigene Fehler zu lachen, kann dazu beitragen, Stress abzubauen und die Stimmung zu heben.
- Verbringen Sie Zeit mit lustigen Menschen: Wenn Sie Zeit mit Menschen verbringen, die humorvoll und lustig sind, kann das dazu beitragen, dass Sie selbst auch mehr lachen.

- Verwenden Sie Humor im Alltag: Versuchen Sie, Humor in den Alltag zu integrieren, indem Sie zum Beispiel lustige Post-it-Notizen aufhängen oder witzige E-Mails an Freunde senden.
- Besuchen Sie eine Comedy-Show: Der Besuch einer Comedy-Show kann dazu beitragen, den Geist zu entspannen und das Lachen anzuregen.

Insgesamt gibt es viele Möglichkeiten, um mehr Lachen und Freude in den Alltag zu bringen. Probieren Sie verschiedene Ideen aus und finden Sie heraus, was für Sie am besten funktioniert.

KAPITEL 5: GEMEINSAMES LACHEN: IDEEN FÜR GRUPPENAKTIVITÄTEN

Gemeinsames Lachen kann eine wertvolle Möglichkeit sein, um soziale Beziehungen zu stärken und das Leben im Alter geselliger zu gestalten. Hier sind einige Ideen für Gruppenaktivitäten, die zum Lachen bringen:

- Karaoke-Abend: Singen Sie gemeinsam lustige Lieder und genießen Sie das Lachen und die Unterhaltung.
- Spieleabend: Spielen Sie gemeinsam Brett- und Kartenspiele, die humorvoll sind und das Lachen fördern.
- Comedy-Show: Besuchen Sie gemeinsam eine Comedy-Show oder schauen Sie sich lustige Videos oder TV-Shows an.
- Improvisationstheater: Probieren Sie gemeinsam Improvisationstheater aus und lassen Sie sich von der Kreativität und dem Humor mitreißen.
- Lachyoga: Nehmen Sie an einer Lachyoga-Klasse teil und erleben Sie gemeinsam die positive Wirkung des Lachens auf Körper und Geist.
- Tanzen: Tanzen Sie gemeinsam zu lustigen Songs und genießen Sie die positive Stimmung und das Lachen.
- Kochen und Backen: Verbringen Sie gemeinsam Zeit in der Küche und probieren Sie lustige Rezepte aus, die zum Lachen bringen.

Insgesamt gibt es viele Möglichkeiten, um gemeinsam zu lachen und soziale Beziehungen zu stärken. Probieren Sie verschiedene Aktivitäten aus und finden Sie heraus, was für Ihre Gruppe am besten funktioniert.

KAPITEL 6: SPIELE, DIE ZUM LACHEN BRINGEN: BRETT- UND KARTENSPIELE

Spiele können eine lustige und unterhaltsame Möglichkeit sein, um mehr Lachen und Freude in den Alltag zu bringen. Hier sind einige Brett- und Kartenspiele, die zum Lachen bringen:

- Cards Against Humanity: Ein Kartenspiel für Erwachsene, bei dem es darum geht, die lustigste Antwort auf eine Frage zu finden.
- Exploding Kittens: Ein Kartenspiel, bei dem es darum geht, als letzter Spieler zu überleben, während explodierende Kätzchen und andere verrückte Ereignisse eintreten.
- Dixit: Ein kreatives Kartenspiel, bei dem es darum geht, kreative Geschichten zu erzählen, die zu den gezeigten Karten passen.
- Lügenbaron: Ein Kartenspiel, bei dem es darum geht, mit möglichst glaubwürdigen Lügen seine Mitspieler zu täuschen.
- Tabu: Ein Wortspiel, bei dem man Begriffe erklären muss, ohne bestimmte Wörter oder Ausdrücke zu verwenden.
- Codenames: Ein Ratespiel, bei dem man Begriffe mit Hilfe von Hinweisen erraten muss.
- Jenga: Ein Geschicklichkeitsspiel, bei dem man Holzklötze aus einem Turm entfernen muss, ohne dass dieser umfällt.

Insgesamt gibt es viele Brett- und Kartenspiele, die zum Lachen bringen und eine unterhaltsame Möglichkeit sind, um mehr Freude und Spaß in den Alltag zu bringen. Probieren Sie verschiedene Spiele aus und finden Sie heraus, welche Ihnen am meisten Spaß machen.

KAPITEL 7: HUMORVOLLE TV-SHOWS UND FILME

TV-Shows und Filme können eine lustige und unterhaltsame Möglichkeit sein, um mehr Lachen und Freude in den Alltag zu bringen. Hier sind einige humorvolle TV-Shows und Filme, die zum Lachen bringen:

- Brooklyn Nine-Nine: Eine TV-Comedyserie über das Leben einer Polizeistation in Brooklyn.
- The Marvelous Mrs. Maisel: Eine TV-Serie über eine Hausfrau, die als Stand-up-Komikerin durchstartet.
- The Office: Eine TV-Comedyserie, die das Leben in einem Büro auf humorvolle Weise darstellt.
- Modern Family: Eine TV-Comedyserie über das Leben einer Familie, die aus verschiedenen Generationen und Kulturen besteht.
- Zombieland: Eine Filmkomödie über das Überleben in einer postapokalyptischen Welt voller Zombies.
- Crazy Stupid Love: Eine romantische Komödie über das Leben eines frisch geschiedenen Mannes.
- Legally Blonde: Eine Filmkomödie über eine blonde Anwältin, die ihre Fähigkeiten unter Beweis stellen muss.

Insgesamt gibt es viele humorvolle TV-Shows und Filme, die zum Lachen bringen und eine unterhaltsame Möglichkeit sind, um mehr Freude und Spaß in den Alltag zu bringen. Probieren Sie verschiedene Shows und Filme aus und finden Sie heraus, welche Ihnen am meisten Spaß machen.

KAPITEL 8: MUSIK, DIE ZUM LACHEN BRINGT

Musik kann eine lustige und unterhaltsame Möglichkeit sein, um mehr Lachen und Freude in den Alltag zu bringen. Hier sind einige Musikstücke, die zum Lachen bringen:

- "Weird Al" Yankovic: Ein Musiker, der bekannte Pop-Songs parodiert und in humorvolle Versionen verwandelt.
- "The Duck Song": Ein lustiges Kinderlied über einen Entenwunsch.
- "The Hampster Dance": Ein fröhlicher Song, der von einer Gruppe tanzender Hamster begleitet wird.
- "I Will Survive" von Gloria Gaynor: Ein Klassiker, der zum Mitsingen und Tanzen einlädt.
- "The Safety Dance" von Men Without Hats: Ein Pop-Song mit einem eingängigen Refrain, der zum Tanzen und Lachen einlädt.
- "We're Not Gonna Take It" von Twisted Sister: Ein Rock-Song, der mit seiner rebellischen Energie zum Mitsingen und Lachen einlädt.

Insgesamt gibt es viele Musikstücke, die zum Lachen bringen und eine unterhaltsame Möglichkeit sind, um mehr Freude und Spaß in den Alltag zu bringen. Probieren Sie verschiedene Lieder aus und finden Sie heraus, welche Ihnen am meisten Spaß machen.

KAPITEL 9: LACHEN UND GESUNDHEIT: MEDIZINISCHE VORTEILE

Lachen hat nachweislich positive Auswirkungen auf die Gesundheit, insbesondere auf das Immunsystem und die Herzgesundheit. Hier sind einige medizinische Vorteile des Lachens:

- Stärkung des Immunsystems: Lachen kann die Produktion von Antikörpern und T-Zellen im Körper erhöhen, die bei der Bekämpfung von Infektionen und Krankheiten helfen können.
- Senkung des Blutdrucks: Lachen kann den Blutfluss verbessern und den Blutdruck senken, was das Risiko von Herzerkrankungen verringern kann.
- Schmerzlinderung: Lachen kann die Produktion von Endorphinen im Körper erhöhen, die als natürliche Schmerzmittel wirken können.
- Stressabbau: Lachen kann die Produktion von Stresshormonen im Körper reduzieren und die Muskeln entspannen, was zu einer Reduzierung von Stresssymptomen wie Angstzuständen, Depressionen und Schlafstörungen führen kann.
- Verbesserung der Atmung: Lachen kann die Lungenfunktion verbessern und die Sauerstoffaufnahme im

Körper erhöhen.

- Verbesserung der Stimmung: Lachen kann das Selbstwertgefühl und die Stimmung verbessern, was insbesondere für Senioren von Vorteil ist, die oft mit emotionalen Herausforderungen konfrontiert sind.

Insgesamt kann das Lachen dazu beitragen, das Leben im Alter gesünder und glücklicher zu gestalten. Probieren Sie verschiedene Methoden aus, um mehr Lachen in Ihr Leben zu integrieren, und genießen Sie die positiven Auswirkungen auf Ihre Gesundheit.

KAPITEL 10: LACHEN ALS SOZIALE AKTIVITÄT: STÄRKUNG SOZIALER BEZIEHUNGEN

Lachen kann eine wertvolle soziale Aktivität sein, die dazu beiträgt, soziale Beziehungen zu stärken und Freundschaften zu vertiefen. Hier sind einige Möglichkeiten, wie Lachen als soziale Aktivität genutzt werden kann:

- Lachen mit Freunden und Familie: Gemeinsames Lachen kann dazu beitragen, Bindungen zu stärken und positive Erinnerungen zu schaffen.
- Besuch von **Comedy-Clubs oder Improvisationstheatern**: Der Besuch von Comedy-Clubs oder Improvisationstheatern kann eine unterhaltsame Möglichkeit sein, gemeinsam zu lachen und positive Erlebnisse zu teilen.
- Teilnahme an **Lachyoga-Kursen**: Lachyoga-Kurse sind eine spezielle Form von Yoga, bei der Lachen als Aktivität genutzt wird, um Stress abzubauen und soziale Beziehungen zu stärken.
- Verwendung von Humor in der Kommunikation: Humor kann in der Kommunikation eine wertvolle Rolle spielen, um Gespräche zu lockern und eine positive Atmosphäre zu

schaffen.

- Organisation von lustigen Aktivitäten: Die Organisation von lustigen Aktivitäten wie Spieleabenden oder Karaoke-Partys kann dazu beitragen, positive Erlebnisse zu schaffen und soziale Beziehungen zu stärken.

Insgesamt kann das Lachen als soziale Aktivität dazu beitragen, das Leben im Alter geselliger und unterhaltsamer zu gestalten. Probieren Sie verschiedene Ideen aus und finden Sie heraus, welche Ihnen am meisten Spaß machen.

KAPITEL 11: LACHEN ALS BEWÄLTIGUNGSSTRATEGIE: UMGANG MIT HERAUSFORDERUNGEN

Lachen kann eine wirksame Bewältigungsstrategie sein, um mit Herausforderungen im Leben umzugehen. Hier sind einige Möglichkeiten, wie das Lachen als Bewältigungsstrategie genutzt werden kann:

- Lachen als Stressabbau: Lachen kann dazu beitragen, Stresssymptome wie Angstzustände, Depressionen und Schlafstörungen zu reduzieren und das Wohlbefinden zu verbessern.
- Lachen als Perspektivenwechsel: Lachen kann dazu beitragen, eine neue Perspektive auf eine schwierige Situation zu gewinnen und die Dinge aus einer positiveren Sichtweise zu betrachten.
- Lachen als Entspannung: Lachen kann dazu beitragen, den Geist zu entspannen und den Körper zu beruhigen, was insbesondere bei emotional herausfordernden Situationen

von Vorteil sein kann.

- Lachen als soziale Unterstützung: Gemeinsames Lachen mit Freunden und Familie kann dazu beitragen, eine soziale Unterstützung zu bieten und das Gefühl von Einsamkeit zu reduzieren.
- Lachen als Ablenkung: Lachen kann dazu beitragen, negative Gedanken und Emotionen abzulenken und den Fokus auf etwas Positives zu legen.

Insgesamt kann das Lachen als Bewältigungsstrategie dazu beitragen, Herausforderungen im Leben besser zu bewältigen und das Wohlbefinden zu verbessern. Probieren Sie verschiedene Techniken aus und finden Sie heraus, welche am besten für Sie funktionieren.

KAPITEL 12: LACHEN ALS KULTURELLES PHÄNOMEN: HUMOR IN VERSCHIEDENEN KULTUREN

Lachen ist ein kulturelles Phänomen und kann in verschiedenen Kulturen unterschiedlich wahrgenommen werden. Hier sind einige Beispiele für Humor in verschiedenen Kulturen:

- Amerikanischer Humor: Amerikanischer Humor wird oft als laut und schrill wahrgenommen und beinhaltet häufig Übertreibungen und Ironie.
- Britischer Humor: Britischer Humor ist oft trocken und subtil und beinhaltet oft Wortspiele und Ironie.
- Französischer Humor: Französischer Humor ist oft sarkastisch und ironisch und beinhaltet häufig soziale Kritik.
- Japanischer Humor: Japanischer Humor ist oft leise und subtil und beinhaltet oft Witze über Alltagsleben und Situationskomik.
- Indischer Humor: Indischer Humor ist oft laut und schrill und beinhaltet häufig Musik und Tanz.
- Deutscher Humor: Deutscher Humor ist oft trocken und sarkastisch und beinhaltet häufig politische und

gesellschaftliche Satire.

Insgesamt gibt es viele verschiedene Arten von Humor und das Lachen kann in verschiedenen Kulturen unterschiedlich wahrgenommen werden. Probieren Sie verschiedene Arten von Humor aus und lernen Sie, wie verschiedene Kulturen den Humor nutzen, um das Leben unterhaltsamer zu gestalten.

KAPITEL 13: LACHEN ALS LEBENSPHILOSOPHIE: DIE BEDEUTUNG DES LACHENS IM LEBEN

Lachen kann mehr als nur eine lustige und unterhaltsame Aktivität sein. Es kann auch als Lebensphilosophie betrachtet werden, die dazu beiträgt, eine positive Einstellung zum Leben zu entwickeln. Hier sind einige Möglichkeiten, wie Lachen als Lebensphilosophie genutzt werden kann:

- Lachen als positive Einstellung: Durch Lachen kann eine positive Einstellung zum Leben entwickelt werden, die dazu beitragen kann, schwierige Situationen besser zu bewältigen und das Leben insgesamt glücklicher zu gestalten.
- Lachen als Achtsamkeit: Durch Lachen kann eine achtsame Praxis entwickelt werden, die dazu beitragen kann, den Moment zu genießen und im Hier und Jetzt zu leben.
- Lachen als Mitgefühl: Durch Lachen kann ein Gefühl des Mitgefühls und der Verbundenheit mit anderen geschaffen werden, was dazu beitragen kann, Beziehungen zu stärken und ein erfülltes Leben zu führen.
- Lachen als Selbstpflege: Durch Lachen kann eine Selbstpflege-Praxis entwickelt werden, die dazu beitragen

kann, Stress abzubauen und das Wohlbefinden zu verbessern.

- Lachen als Spiritualität: Durch Lachen kann eine spirituelle Praxis entwickelt werden, die dazu beitragen kann, eine tiefere Verbindung mit dem Leben und der Welt um uns herum zu schaffen.

Insgesamt kann das Lachen als Lebensphilosophie dazu beitragen, das Leben im Alter glücklicher und erfüllter zu gestalten. Probieren Sie verschiedene Ansätze aus und finden Sie heraus, wie Lachen als Lebensphilosophie in Ihrem Leben eine Rolle spielen kann.

KAPITEL 14: LACHEN UND ALTER: HERAUSFORDERUNGEN UND CHANCEN

Das Lachen kann im Alter eine Herausforderung darstellen, da es oft mit bestimmten körperlichen und geistigen Einschränkungen verbunden ist. Hier sind einige Herausforderungen und Chancen im Zusammenhang mit dem Lachen im Alter:

- Körperliche Einschränkungen: Körperliche Einschränkungen wie Hörverlust oder Mobilitätsprobleme können das Lachen erschweren. Es ist wichtig, alternative Möglichkeiten zu finden, um Freude und Spaß in den Alltag zu bringen, wie z.B. durch Lesen oder Zuhören von lustigen Geschichten.
- Einsamkeit und Isolation: Im Alter kann Einsamkeit und Isolation ein Problem darstellen und das Lachen erschweren. Es ist wichtig, soziale Kontakte aufrechtzuerhalten und sich mit Freunden und Familie zu treffen oder sich an Gruppenaktivitäten zu beteiligen.
- Veränderungen im Leben: Im Alter können Veränderungen wie der Verlust von Freunden oder die Verschlechterung der Gesundheit dazu führen, dass das Lachen schwieriger wird. Es ist wichtig, eine positive Einstellung zu bewahren und nach neuen Möglichkeiten zu suchen, um Freude und Spaß zu finden.

- Chance für Wachstum: Das Lachen kann im Alter eine Chance für persönliches Wachstum und Entdeckungen bieten. Es ist wichtig, neue Hobbys und Aktivitäten auszuprobieren und die Welt aus neuen Perspektiven zu betrachten.
- Chance für Entspannung: Das Lachen kann im Alter eine Chance für Entspannung und Stressabbau bieten. Es ist wichtig, regelmäßige Pausen zu machen und sich Zeit für Entspannung und Spaß zu nehmen.

Insgesamt gibt es Herausforderungen und Chancen im Zusammenhang mit dem Lachen im Alter. Es ist wichtig, diese zu erkennen und neue Wege zu finden, um Freude und Spaß in den Alltag zu bringen.

KAPITEL 15: TIPPS FÜR MEHR LACHEN IM LEBEN

Es gibt viele Möglichkeiten, mehr Lachen in Ihr Leben zu integrieren. Hier sind einige Tipps, die Ihnen dabei helfen können:

- Verbringen Sie Zeit mit lustigen Menschen: Um mehr Lachen in Ihr Leben zu bringen, verbringen Sie Zeit mit Menschen, die einen guten Sinn für Humor haben und Sie zum Lachen bringen.
- Schauen Sie sich komödiantische Filme oder TV-Shows an: Schauen Sie sich regelmäßig komödiantische Filme oder TV-Shows an, um sich zum Lachen zu bringen und Ihren Geist zu entspannen.
- Lesen Sie lustige Bücher oder Comics: Lesen Sie lustige Bücher oder Comics, um sich zum Lachen zu bringen und Ihre Stimmung zu verbessern.
- Besuchen Sie Comedy-Clubs oder Improvisationstheater: Besuchen Sie Comedy-Clubs oder Improvisationstheater, um sich mit Freunden oder Familie zu treffen und gemeinsam zu lachen.
- Probieren Sie Lachyoga aus: Lachyoga ist eine spezielle Form von Yoga, bei der Lachen als Aktivität genutzt wird, um Stress abzubauen und die Stimmung zu verbessern.
- Nutzen Sie Humor in der Kommunikation: Nutzen Sie Humor in der Kommunikation, um Gespräche zu lockern und eine positive Atmosphäre zu schaffen.
- Lachen Sie über sich selbst: Lachen Sie über sich selbst und

Ihre Fehler, um eine positive Einstellung zu bewahren und sich selbst nicht zu ernst zu nehmen.

Insgesamt gibt es viele Möglichkeiten, mehr Lachen in Ihr Leben zu bringen. Probieren Sie verschiedene Techniken aus und finden Sie heraus, welche für Sie am besten funktionieren. Lachen ist ein wichtiger Teil des Lebens und kann dazu beitragen, das Leben im Alter glücklicher und erfüllter zu gestalten.

ZUSAMMENFASSUNG:

Das Lachen ist ein wichtiger Bestandteil des Lebens und kann im Alter besonders wertvoll sein. Es gibt viele Vorteile des Lachens, wie z.B. die Verbesserung der Stimmung, die Reduktion von Stress und die Stärkung der sozialen Beziehungen. Lachen kann auch als Bewältigungsstrategie genutzt werden, um mit Herausforderungen im Leben umzugehen, und als Lebensphilosophie, um eine positive Einstellung zum Leben zu entwickeln.

Es gibt jedoch auch Herausforderungen im Zusammenhang mit dem Lachen im Alter, wie z.B. körperliche Einschränkungen oder Einsamkeit und Isolation. Es ist wichtig, diese Herausforderungen zu erkennen und nach neuen Möglichkeiten zu suchen, um Freude und Spaß in den Alltag zu bringen.

Es gibt viele Tipps, um mehr Lachen in das Leben zu integrieren, wie z.B. das Schauen von komödiantischen Filmen oder TV-Shows, das Lesen von lustigen Büchern oder Comics, das Besuchen von Comedy-Clubs oder Improvisationstheatern und das Nutzen von Humor in der Kommunikation.

Insgesamt kann das Lachen dazu beitragen, das Leben im Alter glücklicher und erfüllter zu gestalten. Probieren Sie verschiedene Techniken aus und finden Sie heraus, welche für Sie am besten funktionieren.

FAZIT:

Das Lachen ist eine wichtige und wertvolle Aktivität im Leben, insbesondere im Alter. Es kann dazu beitragen, die Stimmung zu verbessern, Stress abzubauen, soziale Beziehungen zu stärken und das Leben insgesamt glücklicher und erfüllter zu gestalten.

Es gibt viele verschiedene Möglichkeiten, um mehr Lachen in das Leben zu integrieren, wie z.B. das Schauen von komödiantischen Filmen oder TV-Shows, das Lesen von lustigen Büchern oder Comics, das Besuchen von Comedy-Clubs oder Improvisationstheatern und das Nutzen von Humor in der Kommunikation.

Obwohl es Herausforderungen im Zusammenhang mit dem Lachen im Alter geben kann, wie z.B. körperliche Einschränkungen oder Einsamkeit und Isolation, ist es wichtig, diese Herausforderungen zu erkennen und nach neuen Möglichkeiten zu suchen, um Freude und Spaß in den Alltag zu bringen.

Insgesamt kann das Lachen im Alter dazu beitragen, das Leben im Alter glücklicher und erfüllter zu gestalten. Probieren Sie verschiedene Techniken aus und finden Sie heraus, welche für Sie am besten funktionieren.

ABSCHLIESSENDE GEDANKEN:

Das Lachen ist eine wertvolle und wichtige Aktivität, die im Alter besonders bedeutsam sein kann. Es kann dazu beitragen, die Stimmung zu verbessern, Stress abzubauen und soziale Beziehungen zu stärken. Es kann auch als Bewältigungsstrategie genutzt werden, um mit Herausforderungen im Leben umzugehen, und als Lebensphilosophie, um eine positive Einstellung zum Leben zu entwickeln.

Es gibt viele verschiedene Möglichkeiten, um mehr Lachen in das Leben zu integrieren, wie z.B. das Schauen von komödiantischen Filmen oder TV-Shows, das Lesen von lustigen Büchern oder Comics, das Besuchen von Comedy-Clubs oder Improvisationstheatern und das Nutzen von Humor in der Kommunikation.

Obwohl es Herausforderungen im Zusammenhang mit dem Lachen im Alter geben kann, wie z.B. körperliche Einschränkungen oder Einsamkeit und Isolation, ist es wichtig, diese Herausforderungen zu erkennen und nach neuen Möglichkeiten zu suchen, um Freude und Spaß in den Alltag zu bringen.

Das Lachen kann dazu beitragen, das Leben im Alter glücklicher und erfüllter zu gestalten. Probieren Sie verschiedene Techniken aus und finden Sie heraus, welche für Sie am besten funktionieren. Lachen Sie oft und lassen Sie das Leben in vollen Zügen genießen!

Ich hoffe, dass dieses Buch dazu beitragen kann, die Bedeutung des Lachens im Alter zu verdeutlichen und Ihnen dabei geholfen hat, neue Wege zu finden, um Freude und Spaß in Ihr Leben zu bringen.

Das Lachen ist eine wertvolle Ressource, die Ihnen dabei helfen kann, das Leben im Alter glücklicher und erfüllter zu gestalten.

Ich möchte Sie ermutigen, die Tipps und Techniken aus diesem Buch auszuprobieren und zu sehen, welche für Sie am besten funktionieren. Entdecken Sie neue Arten von Humor und finden Sie heraus, wie das Lachen Ihre Stimmung und Ihr Wohlbefinden im Alltag verbessern kann.

Ich danke Ihnen für das Lesen dieses Buches und wünsche Ihnen alles Gute für eine glückliche und erfüllte Zukunft, in der das Lachen immer einen Platz hat.

www.ingramcontent.com/pod-product-compliance
Lightning Source LLC
LaVergne TN
LVHW021945220826
846092LV00010B/1231

* 9 7 9 8 3 8 5 9 2 5 8 6 5 *